AF336373

PUBLICATIONS DU *PROGRÈS MÉDICAL*

ÉTIOLOGIE

DU

TABES DORSAL

PAR

M, le Dr F. RAYMOND

Professeur agrégé. Médecin de l'Hôpital de Lariboisière.

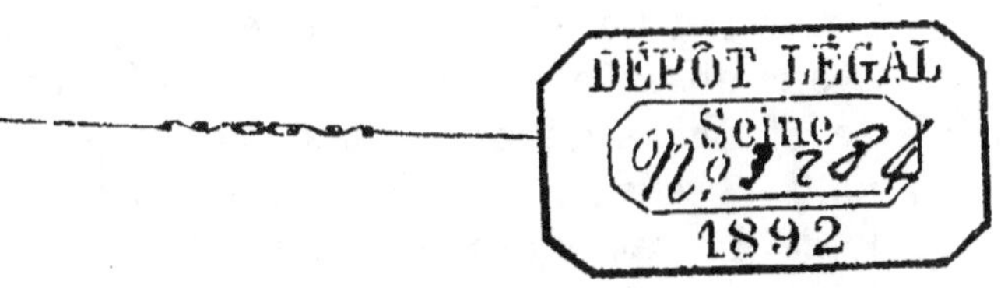

PARIS

AUX BUREAUX DU
PROGRÈS MÉDICAL
14, rue des Carmes, 14.

Veuve BABÉ et Cie
ÉDITEURS
Place de l'École-de-Médecine.

1892

ÉTIOLOGIE

DU

TABES DORSAL

———

Messieurs,

Je vous ai présenté, dans mes précédentes conférences, une série de malades atteints d'ataxie locomotrice progressive. Ces malades, nous les avons étudiés ensemble cliniquement. J'ai cherché, surtout, à retenir votre attention sur les circonstances étiologiques de cette si intéressante affection du système nerveux. Le moment me paraît venu de grouper les faits que nous avons observés ensemble, et de réunir, dans une sorte de synthèse générale, les principaux documents que nous possédons sur cette importante question d'étiologie. Le tabes dorsalis, j'ai déjà eu l'occasion de vous le dire, est une des maladies dont on s'est le plus occupé depuis une vingtaine d'années. Malgré cela, nous sommes encore loin de connaître d'une façon précise les causes de cette affection. Il y a près de dix ans, dans mon article du *Dictionnaire encyclopédique*, j'ai montré que les notions qui avaient cours sur l'étiologie du tabes dorsalis se réduisaient à des hypothèses plus ou moins vraisemblables. Aujourd'hui, nous ne sommes pas beaucoup plus avancés sur la question. Pour être impartial, je dois cependant ajouter que, parmi les hypothèses qu'a fait surgir cette question de l'étiologie du tabes, il en est une qui a gagné de plus en plus en vraisemblance : c'est celle qui attribue à l'intervention de la syphilis un rôle prépondérant. Je me propose de consacrer à cette question les développements qu'elle mérite. Par contre, je serai bref sur ce qui a trait aux autres influences étiologiques.

INFLUENCES PRÉDISPOSANTES. — *Age.* — Je commence par vous dire que le tabes dorsalis est surtout une maladie de l'âge mûr. On ne l'observe qu'à titre tout à fait exceptionnel chez des enfants. Il est rare qu'elle se montre chez un sujet âgé de moins de vingt ans ou qui a dépassé la cinquantaine. Bref, le tabes dorsalis s'observe surtout chez des personnes dont l'âge est compris entre trente et quarante-cinq ans.

Sexe. — Il faut que vous sachiez ensuite que le tabes dorsalis paraît être beaucoup moins fréquent chez la femme que chez l'homme, surtout quand on puise ses éléments d'appréciation dans les classes aisées de la société. Autrement dit, contrairement à ce qui a lieu pour les hommes, on rencontre beaucoup moins de cas de tabes chez les femmes de la clientèle privée, que chez les femmes qui se font traiter dans les hôpitaux.

Hérédité. — Il existe une forme héréditaire d'ataxie locomotrice, connue sous le nom de maladie de Friedreich, tout à fait distincte de la maladie que nous étudions ici sous le nom de tabes dorsalis vulgaire. Or, ce qui est la règle pour l'une, pour la maladie de Friedreich, est l'exception pour l'autre, pour le tabes dorsalis. Infiniment rares sont les exemples connus de tabes dorsalis transmis par voie d'hérédité directe. Erb n'en a rencontré que deux exemples, sur un total de 278 cas de tabes.

N'empêche que certains auteurs, en s'appuyant sur des circonstances étiologiques bien définies, accordent à l'hérédité morbide un rôle considérable, prépondérant, dans l'étiologie du tabes. Pour ceux-là, le tabes est l'expression d'une tare neuropathique, que le malade portait en lui à sa naissance. A l'appui de cette manière de voir, on a invoqué des faits de la nature que voici : un malade atteint de tabes dorsalis compte parmi ses ascendants directs une ou plusieurs personnes affectées de quelque maladie des centres nerveux, autre que le tabes. Il y a donc eu transmission morbide. Seulement la maladie des ancêtres n'a pas été transmise telle quelle, elle l'a été sous la forme soit du germe du tabes, soit d'une prédisposition à cette maladie.

Charcot a été, en France, le promoteur de cette idée. Il a cité, à l'appui de son opinion, des faits de la nature de ceux que je viens de vous dire. Vous retrouverez, tout au long, les idées du Maître, soit dans ses si instructives leçons, soit dans les travaux de M. Féré (*Archives de Neurologie*, 1884, nos 19 et 20), et dans ceux de MM. Ballet et Landouzy (*Annales médico-psychologiques*, 1884, page 29). Tout dernièrement, MM. les Drs Guinon et Souque (*Archives de Neurologie*, nos 66, 67 et 68, 1891 et 1892) sont revenus sur cette question d'hérédité, en mettant plus particulièrement en lumière les relations qui, d'après Charcot, existent entre le diabète sucré, chez les ascendants du tabétique, et l'ataxie locomotrice, les deux maladies pouvant d'ailleurs coexister ou alterner chez le même sujet. Moi-même, dans la thèse de mon élève Bonnieux (thèse de Paris, 1883), j'avais établi un parallèle entre certains symptômes nerveux du diabète et du tabes, et soulevé la question des relations possibles entre ces deux maladies.

Je crois devoir vous mentionner en passant que le professeur Erb, de Heidelberg, dans une enquête très minutieuse qu'il a faite sur l'étiologie de 281 cas de tabes dorsalis, et sur laquelle je reviendrai plus loin,

n'en a trouvé que deux où la prédisposition neuropathique existait en dehors de toute autre cause apparente;
dans 31 autres cas il a constaté l'intervention de la prédisposition neuropathique chez des sujets qui avaient
eu la syphilis.

Vous voyez que si le rôle de la prédisposition morbide, défini comme je l'ai fait, n'est pas niable, les
chiffres empruntés à la statistique d'Erb semblent ré-
duire assez notablement l'importance de ce rôle.

Il est vrai qu'il est un autre élément d'appréciation,
qu'on a négligé jusqu'ici. Je veux parler des malforma-
tions congénitales de la moelle, qu'on a signalées un
certain nombre de fois dans les autopsies de tabétiques,
et qui consistent surtout dans des dédoublements ou
des conformations vicieuses du canal central; j'en ai
observé un exemple récent pour ma part, et il en existe
dans la science un certain nombre. J'incline à croire
que ces anomalies, qui traduisent objectivement une
prédisposition de la moelle à certains états pathologi-
ques, sont plus fréquentes que pourrait le faire supposer
le peu d'attention prêtée jusqu'ici à cette question.

Causes occasionnelles. — Je passe rapidement sur
ces influences étiologiques qu'on tend à faire intervenir
un peu abusivement dans l'étiologie de beaucoup de
maladies des centres nerveux : *suppression de sueurs
habituelles, exposition au froid et à l'humidité, fa-
tigues corporelles, excès vénériens, onanisme.*

Le surmenage corporel, associé à l'action nocive des
intempéries, est considéré par beaucoup d'auteurs
comme ayant été la cause principale du développement du tabes dorsalis dans un certain nombre de cas.

Cette opinion a surtout rencontré des partisans en
Allemagne; à son appui, on a cité un certain nombre
de cas de tabes, survenus chez des militaires qui avaient
pris part aux campagnes de 1866 et de 1870-71.

A propos du rôle des excès vénériens, je crois devoir

vous rappeler un petit détail relatif à la symptomatologie du tabes. Je vous ai dit qu'à la première période de cette affection, les malades sont quelquefois en proie à une grande excitation génésique, qui les pousse à commettre des excès vénériens ; on est donc exposé à prendre pour une cause de la maladie ce qui n'en est qu'une manifestation. Cependant, si j'en juge par les faits de mon observation personnelle, une part doit être laissée, dans l'étiologie du tabes dorsalis, à certains abus vénériens, je veux parler de l'abus du *coït pratiqué debout.*

Traumatismes. — On connaît un certain nombre de cas de tabes dorsalis, où l'intervention du traumatisme, comme cause occasionnelle, apparaît des plus nettes. Dans mon premier travail sur le tabes dorsalis, j'avais mentionné quelques faits de cet ordre, et j'avais cité un mémoire de M. L.-H. Petit, sur l'ataxie locomotrice dans ses rapports avec le traumatisme (*Revue de médecine*, 1879, tome III, page 209) où se trouvaient relatés les principaux exemples de tabes traumatique.

Pour ne point vous laisser une idée exagérée de l'importance de cette cause, il me suffira d'ajouter les renseignements suivants à ce que je viens de vous dire :

Dans la statistique d'Erb, dont je vous parlais plus haut, ne figure qu'un seul cas de tabes dorsalis où la maladie a paru se développer sous l'influence exclusive du traumatisme ; dans 5 autres cas, le traumatisme figure dans les antécédents des malades, à côté de la syphilis ; dans 3 autres cas, à côté de la syphilis, des refroidissements et des marches forcées.

Enfin, dans un récent travail sur le tabes traumatique, un médecin de Berlin, Klemperer (*Zeitschrift für Klin. Medicin.*, 1890, tome XVII, fasc. 1 et 2) a publié 4 cas inédits de tabes dorsalis, chez des sujets non syphilitiques, qui avaient présenté les premiers symptômes de leur maladie nerveuse à la suite d'un traumatisme grave. Or, en dressant la statistique des faits antérieurs du même genre, Klemperer est arrivé à un total de 30 cas, ce qui est bien peu de chose en regard de la fréquence relativement si grande du tabes dorsalis.

Syphilis. — J'arrive à la question que je réservais pour la fin et qui, depuis une dizaine d'années, a, en quelque sorte, absorbé l'attention de ceux qui se sont occupés de l'étiologie du tabes dorsalis. Elle est relative aux rapports de la syphilis et du tabes, question de la plus haute importance que je désire vous exposer avec tous les développements qu'elle comporte.

Laissez-moi d'abord vous rappeler comment je posais, il y a une dizaine d'années, l'état de cette question, dans mon premier travail sur le tabes dorsalis.

a) Les uns, disais-je, considèrent le tabes comme étant, dans la majorité des cas, une conséquence immédiate de la syphilis, une manifestation tertiaire au même titre que les scléroses syphilitiques du foie, du rein, etc.

b) D'autres n'accordent à la syphilis qu'une influence prédisposante et admettent que l'infection *syphilitique* prépare seulement le terrain à l'éclosion du tabes.

c) D'autres enfin nient toute relation directe entre la syphilis et le tabes et ne voient qu'une simple coïncidence, là où la maladie spinale se développe chez les sujets qui ont contracté la syphilis à une époque antérieure.

J'ajoutais que, dans l'état où se trouvaient alors les choses, il était impossible de trancher ce débat, d'affirmer catégoriquement que la syphilis est ou n'est pas la cause *immédiate* et *habituelle* du tabes dorsalis. Or, je puis vous dire de suite que la question, pour n'être pas encore définitivement résolue, a cependant progressé, en ce sens que les présomptions en faveur de l'origine syphilitique du tabes dorsalis vrai ont gagné de plus en plus en poids et en vraisemblance ; c'est là ce que je vais m'efforcer de vous démontrer.

Voyons un peu les diverses variétés d'arguments qu'on a invoqués *pour* et *contre* l'hypothèse des relations étroites entre le tabes dorsalis et la syphilis.

On a d'abord prétendu résoudre cette question par voie de statistique. On a donc recherché la fréquence des antécédents syphilitiques chez les sujets affectés du tabes dorsalis. Chose bizarre, on est arrivé aux résultats les plus divergents. Le tableau que j'ai publié, il y a quelques années, et qui comprenait des statistiques antérieures à 1885, concorde sous ce rapport avec celui que je vais mettre sous vos yeux, en regard du premier, et qui comprend des statistiques publiées postérieurement à 1885 :

Statistiques antérieures à 1885.			*Statistiques postérieures à 1885.*		
Par MM.			Par MM.		
Quinquaud. . .	100	pour 100	Erb.	89	pour 100
Fournier	91	—	Strümpell. . .	61-90	—
Althaus.	90	—	Minor.	87	—
Erb	88	—	Rumpf	80-85	—
Seguin	72	—	Nonne	53-91	—
Gowers. . . .	70	—	Nœgeli . . .	46-60,6	—
Pucinelli	43	—	Neumann. . . .	30,5	—
Berger	43	—	Meyer.	7-11	—
Remak	21	—			
Bernhardt . . .	22	—			
Gesenius	20	—			
Fischer. . . .	15	—			
Westphal. . . .	14	—			

Vous voyez que suivant qu'on considère ces colonnes de chiffres par un bout ou par l'autre, les statistiques parlent en faveur ou contre la fréquence des antécédents syphilitiques chez les sujets affectés du tabes dorsalis. Or, m'est avis qu'en ne considérant que les résultats bruts de ces recherches statistiques, on ne saurait se faire une idée exacte de la valeur des chiffres produits. Pour bien apprécier cette valeur, il faut tenir compte de l'esprit dans lequel ces recherches statistiques ont été faites, et voici ce qu'on constate alors : On s'aperçoit d'abord que ceux qui annoncent des proportions faibles, dans l'évaluation du taux de fréquence des antécédents syphilitiques, étaient opposés, en principe, à la doctrine qui admet des relations étroites entre le tabes et la syphilis. Ceux-là se sont montrés très sévères pour admettre l'existence d'une infection syphilitique antécédente chez les sujets qu'ils ont examinés. Au contraire, les partisans de la doctrine du tabes syphilitique sont plus ou moins passibles du reproche inverse ; ils ont peut-être mis une complaisance exagérée à reconnaître comme syphilitiques des gens qui pouvaient tout au plus être soupçonnés d'avoir eu la vérole. Toutefois, j'ai hâte d'ajouter que lorsqu'on entre dans le détail des travaux qui ont été publiés sur cette question, on arrive rapidement à se convaincre que plus on a mis de soins à rechercher la syphilis dans les antécédents des malades atteints du tabes, plus on a été à même de se convaincre que, presque toujours, cette dernière maladie a été précédée d'une infection syphilitique. Cette conviction se dégage des travaux des médecins qui ont fait leurs enquêtes sur les champs d'observation les plus divers. Quelques citations ne seront pas superflues pour vous édifier à cet égard.

Voici, par exemple, l'opinion d'un auteur hollandais, M. Stephan (*Weckblatt van het Nederland. Tijdschr. Geneesk.*, 1885, n° 51).

Ce médecin constate que plus on interroge les faits, plus on arrive à se pénétrer de l'existence d'un rapport étroit entre le tabes et la syphilis. M. Stephan trouve excessif de prétendre que les personnes non syphilitiques ne courent aucun risque de contracter le tabes ; mais le fait que cette maladie se développe avec une prédilection marquée chez les personnes qui ont eu la syphilis ne lui paraît pas douteux.

Voici, d'autre part, une statistique d'un médecin russe, M. Minor, statistique qui offre un intérêt particulier en ce qu'elle ne comprend que des cas de tabes chez des femmes. Or, sur les 8 malades qui ont fait l'objet de cette enquête, 7 étaient des syphilitiques.

Ces chiffres sont à rapprocher de ceux qui figurent dans la statistique d'Erb et qui concernent également des cas de tabes chez des femmes. Le nombre de ces cas s'élève à 19, dont 9 avec syphilis antécédente certaine et 8 avec antécédents syphilitiques vraisemblables.

Je reviens au travail de M. Minor (*Archives de Neurologie*, 1885, n°s 50 et 51). Ce médecin s'est appuyé sur les données suivantes, pour affirmer que la syphilis joue un rôle capital dans l'étiologie du tabes dorsalis : La race juive est connue pour fournir un contingent relativement considérable aux maladies du système nerveux. Au contraire, la syphilis est relativement très rare chez les Juifs habitant des pays où ils vivent sans se fondre dans la population indigène, en Russie, par exemple. Or, chez les Juifs habitant la Russie, le tabes dorsalis est plus rare que chez les Russes. D'autre part, sur 8 Juives tabétiques, interrogées par M. Minor, il s'en trouvait 7 qui avaient eu indubitablement la syphilis. Donc cette maladie infectieuse intervient pour une part prépondérante dans l'étiologie du tabes dorsalis, tandis que l'hérédité nerveuse ne joue qu'un rôle effacé.

En Allemagne, la doctrine de l'origine syphilitique fréquente du tabes dorsalis, doctrine d'origine française, édifiée sur les observations du professeur Fournier, recrute d'année en année de nouveaux partisans, et non des moindres, ainsi que vous allez le voir.

Je vous ai déjà cité l'opinion d'Erb, sur les travaux duquel j'aurai à revenir dans le cours de cette leçon.

Nœgeli (*Inaugural-Dissertation*, Zurich, 1887), dans un travail fait sous l'inspiration du professeur Bernhardt, de Berlin, et dans lequel l'auteur a utilisé 51 statistiques empruntées à différentes sources, conclut qu'il faut attribuer à la syphilis un rôle prépondérant, mais non exclusif, dans l'étiologie du tabes dorsalis.

Rumpf (*Deutsche medicinische Wochenschrift*, 1887, n° 36) a conclu dans le même sens. Les résultats de son enquête personnelle portent que la syphilis figurait dans les antécédents de 80-85 0/0 des malades affectés du tabes.

Strümpell, à qui nous devons des recherches de la plus haute importance sur l'anatomie pathologique du tabes dorsalis, est revenu à plusieurs reprises dans le courant de ces dernières années sur les rapports de cette maladie avec la syphilis. Il a déclaré explicitement que d'année en année la doctrine de Fournier a gagné en vraisemblance. Chez les malades, affectés du tabes, qu'il a examinés, Strümpell a trouvé une proportion de syphilitiques de 61 0/0, proportion qui s'élève à 90 0/0, en tenant compte des cas où il n'existait que des présomptions en faveur d'une infection syphilitique antécédente. Strümpell a insisté sur un point que j'ai déjà signalé à votre attention, c'est que le tabes dorsalis, relativement fréquent chez les femmes des classes populaires, qui paient un large tribut à la syphilis, est très rare chez les femmes des classes élevées. Or, dans les quelques cas de tabes qui concernaient des femmes de cette catégorie, la recherche des antécédents constitutionnels, faite avec soin, a établi d'une façon constante que le développement du tabes avait été précédé d'une infection syphilitique. Autre fait d'une grande signification au point de vue de la question qui nous occupe: Strümpell a observé et publié un cas de paralysie générale compliquée de tabes dorsalis chez une fillette de 13 ans, qui était entachée de syphilis héréditaire. Or, je vous ai dit que, chez les enfants, le tabes dorsalis est d'une extrême rareté (1).

---

(1) Un médecin anglais, Elliot Square, a communiqué récemment un fait du même genre à la Société médicale de Plymouth (séance

Voici l'opinion d'un autre médecin connu pour ses travaux sur la pathologie nerveuse. Eisenlohr, à propos de deux cas de tabes dorsalis relatés par Nonne, et sur lesquels j'aurai à revenir, a déclaré que plus il avançait dans l'étude de cette maladie, plus il se faisait à l'idée d'un rapport étroit entre la syphilis et le tabes.

Enfin, laissez-moi vous mettre sous les yeux deux documents de première qualité, eu égard à la valeur scientifique des médecins dont ils émanent et à l'importance des chiffres qu'ils mettent en ligne ; je veux parler des statistiques de Fournier et d'Erb.

Sur un total de 400 cas de tabes dorsalis, relevés par Fournier en l'espace de vingt-cinq ans, la recherche des antécédents syphilitiques a donné les résultats suivants :

1re Centaine.	Antécédents syphilitiques certains			. . .	89
2e	—	—	—	—	. : . 93
3e	—	—	—	—	. . . 91
4e	—	—	—	—	. . . 92

ce qui donne une proportion moyenne de 91 0/0.

De son côté Erb a interrogé 379 tabétiques sur leurs antécédents ; il a divisé ses malades en trois catégories :

a) Une première catégorie comprend les malades-hommes, de la clientèle privée, au nombre de 300 :

Le nombre de ceux qui n'avaient pas eu la syphilis était de	33 =	11 0/0
Le nombre de ceux qui avaient eu antérieurement des manifestations de la syphilis était de	267 =	89 0/0
Ceux qui ne se rappelaient avoir eu qu'un chancre étaient au nombre de.	77 =	25,7 0/0
Ceux qui avaient eu, postérieurement au chancre, des manifestations dites secondaires, étaient au nombre de , ...	190 =	63,3 0/0

---

du 13 février 1892). Il s'agit d'une petite fille de 9 ans, qui présente, en même temps que des traces très nettes de syphilis héréditaire, des symptômes du tabes dorsalis.

Sur les 33 qui assuraient n'avoir jamais eu de manifestations de la syphilis, il s'en trouvait 24 qui avaient eu plusieurs atteintes de blennorrhagie. Or, d'après Erb, la blennorrhagie masque parfois une infection syphilitique, en ce sens que, à la suite d'une chaudepisse et alors qu'il n'y a eu ni chancre apparent ni bubon, apparaissent les manifestations secondaires de la syphilis.

b) Une seconde catégorie comprend les malades-hommes qui sont venus se faire traiter à l'hôpital, au nombre de 50.

N'avaient pas eu la syphilis. . . . . 12 = 24 0/0
Avaient eu antérieurement des accidents syphilitiques . . . . 38 = 76 0/0

A savoir :

Un chancre seulement. . . . . 12 = 24 0/0
Un chancre suivi d'accidents secondaires. . . . 26 = 52 0/0

c) Une troisième catégorie comprend les tabétiques femmes, au nombre de 19.

Dont n'avaient pas eu la syphilis. . . . . . . 1 = 10,5 0/0
Avaient eu certainement la syphilis. . . . . 9 = 47,4 0/0
Avaient eu présumablement la syphilis. . . . 8 = 42,1 0/0

Cette première enquête démontrait donc de la façon la plus frappante l'extrême fréquence des antécédents syphilitiques chez les malades atteints du tabes dorsalis. Une contre-enquête, dont vous comprendrez sans peine la portée, a consisté à rechercher la fréquence des antécédents syphilitiques chez des sujets en traitement pour des maladies diverses, mais autres que le tabes dorsalis. Cette contre-enquête a porté sur 5,500 malades du sexe masculin, choisis en dehors du milieu nosocomial. Voici les résultats qu'elle a donnés :

La proportion des sujets qui n'avaient jamais eu la
syphilis a été de   77,5   0/0
La proportion de ceux qui avaient eu des accidents
syphilitiques a été de   22,5   0/0
La proportion de ceux qui n'avaient eu qu'un chancre a été de   10,4   0/0
La proportion de ceux qui avaient eu à la fois un
chancre et des accidents secondaires a été de . . .   12,1   0/0

Vous avouerez que la comparaison des chiffres
fournis par les deux enquêtes parle hautement en faveur de l'intervention de la syphilis dans le développement d'un grand nombre de cas de tabes dorsalis.

Quelques faits particuliers ajoutent encore à la valeur démonstrative des chiffres que je viens de citer.
Ainsi le seul prêtre qui figure parmi les tabétiques inter-
rogés par Erb avait eu la syphilis. Un malade, qui
avait contracté la syphilis à l'âge de 57 ans, a présenté
les premiers symptômes du tabes dorsalis à 67 ans. Un
autre, qui s'était infecté à l'âge de 55 ans, a présenté les
premiers symptômes du tabes à 59 ans, et vous vous
rappelez combien est rare le développement du tabes
dorsalis chez les vieillards. Erb cite également le cas
d'un jeune homme devenu syphilitique à 19 ans 1/2 et
qui présentait des symptômes du tabes à l'âge de 22 ans.
Il cite trois exemples de ménages où l'un des conjoints,
ayant transmis la syphilis à l'autre, tous deux ont été
atteints du tabes dans la suite.

Ce sont évidemment là des faits qui parlent hautement en faveur d'un rapport étroit entre la syphilis et
le tabes.

Enfin voici un tableau d'ensemble où se trouvent ré-
sumés les résultats de l'enquête d'Erb sur les influences
étiologiques diverses relevées chez ses malades. Je le
mets sous vos yeux, parce que je crois qu'il vous don-
nera une idée exacte de l'importance relative de ces diverses influences :

Syphilis seule . . . . 77 cas = 27   0/0
Syphilis + refroidissement 32   = 11   0/0
   —   + marches forcées 17   = 6   0/0
   —   + excès vénériens. 27   = 9,6   0/0
   —   + traumatisme. 5   = 1,7   0/0
   —   + prédisposition neuropathique . . 31   = 12   0/0
   —   + refroidissement+marches forcées 39   = 13,5 0/0
   —   +   —   +excès. . . . 5   = 1,7   0/0
   —   + marches forcées+excès. . . . 2   — 0,7   0/0
   —   + 3 au moins des autres causes
              énoncées ci-dessus. 11   = 4   0/0
   —   + traumatisme + refroidissements
              ou marches forcées 3   = 1   0/0
   —   prédisposition neuropathique seule. 2   = 0,7   0/0
   —   refroidissement seul 4   = 1,4   0/0
   —   marches forcées seules 1   = 0,3   0/0
   —   excès vénériens seuls. 3   = 1   0/0
   —   refroidissement + marches forcées. 2   = 0,7   0/0
   —   traumatisme seul 1   = 0,3   0/0
   —   plusieurs (3 ou 4) causes, sans la
              syphilis. 4   = 1,4   0/0
   —   cas sans cause appréciable 15   = 5,4   0/0

J'ajoute que sur les treize malades tabétiques, que je
vous ai présentés, douze, comme vous avez pu vous en
convaincre, ont eu la syphilis d'une façon certaine.
Parmi ces tabétiques, je vous rappelle les trois femmes
de la salle Trousseau, toutes trois anciennes syphilitiques. Sur l'ensemble des ataxiques, que j'ai vus depuis
quatorze ans, j'arrive à une proportion moyenne de
90 syphilitiques sur 100 tabétiques.

Je veux encore vous signaler ce fait des plus impor-
tants. Dans la clientèle privée, j'ai observé un certain
nombre de femmes ataxiques appartenant aux classes
aisées : toutes, sauf deux, avaient contracté la syphilis
de leur mari. Chez ces deux, je n'ai pu retrouver la
syphilis ; mais les maris avaient été atteints de vérole,
et ces femmes, quoique ayant des enfants vivants et bien
portants en apparence, ont eu vraisemblablement ce que
les syphiliographes appellent la syphilis conceptionnelle.
Le Pr Fournier, le Dr Barthélemy, entre autres, ont fait
connaître des faits de cet ordre. On a même cité des cas,
comme je le disais plus haut, où le mari et la femme

étaient devenus ataxiques à quelques années de distance.

Je n'ai pas besoin, Messieurs, d'insister longuement sur l'intérêt extrême de tous ces faits.

Enfin, il résulte de mes recherches statistiques que dans les antécédents des tabétiques, *la syphilis mise à part, bien entendu*, on ne relève pas plus souvent que chez les autres malades l'apparition des maladies infectieuses ; celles-ci ne semblent avoir aucune influence sur le développement de l'ataxie locomotrice progressive.

*
* *

Voyons maintenant les raisons qu'opposent aux partisans de la doctrine de l'origine syphilitique du tabes dorsalis les adversaires de cette doctrine. Ces derniers ont invoqué surtout deux ordres d'arguments : a) *L'impuissance de la médication spécifique* appliquée au traitement du tabes dorsalis ; b) La *localisation et la qualité des lésions spinales* de cette maladie. Je vais vous donner quelques explications sur ces deux points, que je discuterai plus longuement, le premier dans la leçon qui sera consacrée au traitement du tabes dorsalis, le second dans une des leçons qui seront consacrées à l'anatomie pathologique.

a) Pour ce qui est du premier point, je dois vous dire de suite qu'il n'y a pas à méconnaître l'insuccès habituel des tentatives consistant à soumettre au traitement iodo-mercuriel des malades qui sont devenus tabétiques après avoir contracté précédemment la syphilis. Presque toujours ces tentatives ont abouti à des insuccès, quelquefois même à des aggravations. On connaît cependant des exceptions à cette règle. Je répète que j'entrerai dans le détail de ces faits quand je vous exposerai le traitement du tabes dorsalis. Mais dès maintenant je puis vous dire que l'insuccès habituel de la médication spécifique n'est pas un argument péremptoire contre la doctrine de l'origine syphilitique du tabes dorsalis, aux yeux de ceux qui admettent un rapport étroit entre cette maladie et la syphilis ; et voici pourquoi. Pour ceux-là même qui considèrent le tabes dorsalis se développant chez un syphilitique comme une conséquence directe de la syphilis, *les lésions spinales du tabes ne sont pas des lésions syphilitiques dans le sens vulgaire du mot.* J'aurai sous peu l'occasion de m'expliquer sur ce point, d'insister sur les différences de caractères qui existent entre les premières et les secondes. Pour aujourd'hui, je me borne à vous dire que ces différences ne sont pas à nier, et que les partisans de l'origine syphilitique du tabes les expliquent ainsi :

Les lésions syphilitiques proprement dites des centres nerveux sont des *lésions de surface*, au début du moins ; elles partent des méninges, elles intéressent largement les vaisseaux ; elles se montrent le plus souvent à une époque assez rapprochée de l'infection syphilitique ; elles se développent et peuvent disparaître rapidement ; elles sont curables ; tout cela tiendrait à ce que ces lésions sont le produit direct de l'immigration et de la pullulation des bactéries pathogènes de la syphilis.

Au contraire, les lésions spinales du tabes sont des lésions qui débutent dans l'épaisseur des faisceaux blancs (postérieurs) de la moelle, qui parfois respectent les vaisseaux et souvent ne les intéressent que dans une mesure secondaire, qui évoluent avec une extrême lenteur, qui sont essentiellement incurables, qui, chez les sujets ayant contracté antérieurement la syphilis, se montrent d'habitude longtemps après l'infection syphilitique. Cela tiendrait à ce que ces lésions ne sont pas causées directement par les bactéries de la syphilis, mais par des poisons, des toxines, qui imprègnent lentement les organes du syphilitique, et qui, dans les centres nerveux, manifestent une électivité d'action pour certains systèmes anatomiques, comme cela se voit pour d'autres toxiques qui pénètrent accidentellement dans l'organisme de l'homme, pour l'ergot de seigle notamment.

b) Cette explication, très rationnelle si on s'en rapporte aux plus récents travaux des bactériologistes, et que je vous donne pour ce qu'elle vaut, s'adresse également aux objections de la seconde catégorie, tirées de la *localisation et de la qualité des lésions spinales du tabes dorsalis.* Du moment que les organes du syphilitique sont imprégnés d'un poison (toxines) dont l'action délétère s'exerce très lentement et se traduit entre autres par ces altérations scléreuses, ces proliférations du tissu conjonctif, dont nous trouvons les traces dans les organes les plus divers, qui sont connues aussi pour être relativement rebelles à la médication iodo-mercurielle, si l'on admet que l'action délétère de ce poison peut, dans les centres nerveux, s'exercer isolément sur certains systèmes anatomiques, rien ne s'oppose plus à considérer les lésions spinales du tabes dorsalis comme un produit direct de la syphilis, lorsqu'une infection syphilitique a précédé l'éclosion de la maladie nerveuse.

Je répète que je reviendrai sur cette question quand je vous exposerai l'anatomie pathologique du tabes dorsalis. Je vais terminer cette leçon en vous résumant ce qu'il vous importe de retenir au sujet de l'étiologie de cette maladie.

Résumé. — Le tabes dorsalis est une maladie de l'âge mûr, qui débute rarement chez des enfants et chez des vieillards, qui est sensiblement plus fréquente chez l'homme que chez la femme.

La prédisposition neuropathique congénitale intervient certainement dans son développement, mais il est tout à fait exceptionnel que le tabes dorsalis soit le produit de l'hérédité directe.

On connaît un certain nombre de faits où l'exposition au froid et à l'humidité, les marches forcées, des excès vénériens (coït debout), un traumatisme grave ont été, en apparence du moins, la cause occasionnelle du développement de la maladie.

Mais le nombre de ces cas est peu de chose par rapport à ceux où le tabes dorsalis s'est développé chez des syphilitiques, le plus souvent en dehors de toute cause occasionnelle apparente. Il est démontré aujourd'hui que la grande majorité des malades affectés du tabes dorsalis ont eu, antérieurement, la syphilis.

Il n'est pas prouvé, mais il est extrêmement vraisemblable, que la syphilis a une part directe ou indirecte au développement du tabes dorsalis, quand cette maladie se montre chez un syphilitique.

Il est certain que l'intervention de la syphilis n'est pas nécessaire pour que le tabes dorsalis vienne à se développer ; la preuve en est dans les cas rares de syphilis contractée par des sujets qui présentaient déjà des symptômes du tabes avant l'infection syphilitique ; et encore faut-il tenir compte de la possibilité d'une réinfection syphilitique.

Paris. — Imp. V. Goupy et Jourdan, rue de Rennes, 71.